AF401149

ESSAI

SUR LA

SYPHILIS LARYNGÉE

ESSAI

SUR LA

SYPHILIS LARYNGÉE

PAR

James DUPONT

DOCTEUR EN MÉDECINE DE LA FACULTÉ DE PARIS

Ancien externe des hôpitaux

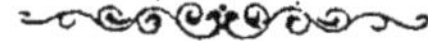

PARIS

ALPHONSE DERENNE

52, Boulevard Saint-Michel, 52

1882

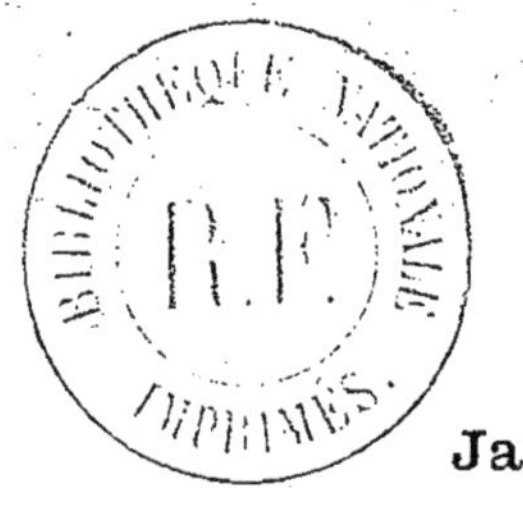

A MES PARENTS

Témoignage de reconnaissance et de piété filiale.

A MON AMI

ALFRED WEBER

A MON PRÉSIDENT DE THÈSE ET CHER MAITRE

M. LE PROFESSEUR BROUARDEL

Professeur de Médecine légale à la Faculté de Médecine.
Médecin de l'hôpital de la Pitié,
Membre de l'Académie de Médecine
Officier de la Légion d'Honneur, etc...

AVANT-PROPOS

La description des manifestations syphilitiques du larynx n'est pas le sujet que nous avions choisi, tout d'abord, comme étude inaugurale ; nous avions conçu le dessein de consacrer quelques mois à des recherches sur une branche particulière de la médecine, mais nous avions compté sans les circonstances, qui nous forcent à terminer nos études plus tôt que nous le désirerions et à abandonner le travail déjà commencé.

Nous avons alors choisi la syphilis laryngée, non pas que le sujet ne soit bien vaste, mais seulement pour ce fait, qu'ayant pu suivre dans ces derniers temps quelques malades atteints d'une affection de cette nature, nous avons été frappé de notre ignorance, à laquelle nous avons voulu mettre un terme. C'est donc le résultat de quelques observations, joint aux recherches que nous avons faites, que nous exposons brièvement. Au surplus, nous n'avons pas la prétention d'écrire grand'chose de nouveau, trop heureux, si, résumant la question en quelques pages, nous avons pu donner une juste idée du sujet.

[illegible]

ESSAI SUR LA SYPHILIS LARYNGÉE

La syphilis du larynx, comme toutes les autres maladies
de cet organe, n'a été bien étudiée que depuis l'emploi du
miroir laryngoscopique. Jusqu'alors, de simples conjec-
tures, ou les lésions ultimes observées à l'autopsie, étaient
la seule base des descriptions ; mais depuis environ vingt
ans, les travaux se sont multipliés sur ce sujet, tant en
France qu'à l'étranger. Aujourd'hui, grâce à l'exploration
facile du larynx, la lumière commence à se faire dans ce
petit coin de la pathologie, et si les travaux des auteurs
diffèrent au point de vue descriptif de l'état morphologi-
que, les lésions caractéristiques de la syphilis du larynx
n'en sont pas moins généralement admises.

Nous n'avons point le désir de faire un historique complet des travaux entrepris sur la matière, nous nous
bornerons à rendre hommage aux auteurs qui se sont
plus spécialement occupés du sujet, en rappelant les noms
de Czermak, Gerhard et Roth, Türk, Zeissl etc., pour
l'Allemagne ; de Morel Mackensie, Lennox Browne, Mac
Heill Whistler, etc., pour l'Angleterre ; la thèse de
M. Dance, les travaux de MM. Ferras, Martel, les leçons de
M. Fournier, les publications de MM. Krishaber et Mauriac,
Isambert, le livre de M. Jullien, le travail de M. Bouchereau, les publications de M. Gouguenheim etc. etc.

CONSIDÉRATIONS GÉNÉRALES.

Avant d'aborder l'étude des désordres anatomiques que la syphilis peut produire sur le larynx, il est bon de jeter un coup d'œil rapide sur les principaux éléments qui entrent dans la constitution de cet organe. Le larynx se compose essentiellement de cartilages, de muscles, d'une muqueuse, de vaisseaux et de nerfs. Nous verrons plus tard que le squelette cartilagineux peut devenir malade d'une façon primitive ou secondaire. Quant aux muscles et aux nerfs, ils ne paraissent pas primitivement atteints par la syphilis et ne nous intéressent pas à ce point de vue, bien qu'on ait voulu à certain moment leur faire jouer un rôle considérable au point de vue du mécanisme des troubles fonctionnels dans les laryngites secondaires (Diday). La *muqueuse* présente des caractères d'adhérence remarquables ; en certains points, elle constitue une véritable fibro-muqueuse (Sappey). Elle offre, en outre, une coloration normale qu'il faut connaître et qui est d'un blanc rosé sur l'épiglotte, un peu grisâtre au niveau des ventricules ; sur les cordes vocales inférieures elle est extrêmement mince et absolument transparente. Muqueuse et cartilages, tels sont les deux éléments qui nous intéressent au point de vue de la pathologie syphilitique du larynx, la première étant atteinte dès le début de la maladie qui n'envahit les cartilages qu'à une époque plus éloignée.

CHAPITRE I

On a l'habitude d'englober sous le nom générique d'accidents syphilitiques secondaires des manifestations suivant immédiatement la période d'inoculation, manifestations généralisées, superficielles et guérissant ordinairement sans laisser de traces visibles de leur existence antérieure. Elles sont caractérisées en premier lieu par l'érythème rubéolique, taches rosées plus ou moins nombreuses, répandues plus particulièrement sur le tronc et les membres. A cette rougeole du début succèdent les syphilides cutanées dont on trouve dans les auteurs les descriptions les plus riches et les plus variées. Nous n'entrerons même pas dans leur détail, nous bornant à rappeler celles qui sont les plus fréquentes et qui ont été le mieux étudiées, nous voulons parler des syphilides secondaires se développant sur les muqueuses, (bouche, vulve, etc.) ou dans les replis cutanés (plis radiés de l'anus, espaces interdigitaux, etc.), celles qu'on désigne généralement sous le nom de plaques ou papules muqueuses.

Roséole et plaques muqueuses, telles sont les formes les plus fréquentes de la manifestation secondaire syphilitique, celles que l'on voit toujours exister alors que les autres manquent, celles aussi que nous allons voir caractériser la syphilis secondaire du larynx ; l'érythème vient d'abord et dure un temps plus ou moins long, la plaque muqueuse ne vient qu'ensuite. Quoique l'intervalle qui sépare l'apparition de ces deux manifestations d'une même période soit parfois peu considérable, nous reprendrons néanmoins, au point de vue descriptif, le plan qu'avait déjà suivi M. Dance en 1864 ; nous décrirons donc une laryngite secondaire précoce ou érythémateuse, et une laryngite secondaire proprement dite ou papulo-ulcéreuse ; la chronologie des faits sera ainsi plus facile à suivre.

§ 1er. — *De la laryngite syphilitique secondaire précoce.*

(Laryngite érythémateuse).

De trois semaines à un mois environ après l'apparition du chancre, alors que la roséole est très manifeste et parfois même lorsqu'elle manque, si l'on observe la gorge d'un malade, on observe une coloration rouge plus ou moins intense de l'isthme du gosier ; cette couleur rosée ou rouge sombre se répand uniformément sur la face inférieure du voile du palais, les piliers, la luette et les amygdales, et s'accompagne fréquemment d'un état brillant de ces parties qui semblent comme enduites d'un vernis luisant.

L'examen du larynx montre ici comme ailleurs, un érythème généralisé. La roséole du larynx admise par les uns, rejetée par les autres, n'en existe pas moins en réalité. Nous comprendrons tout à l'heure encore mieux les raisons qui ont fait nier son existence, quand nous parlerons de son peu de durée : du reste, c'est une des manifestations syphilitiques les premières en date et dont quelquefois le malade ne soupçonne même pas l'existence en raison de l'absence de troubles fonctionnels. La roséole du larynx, nous ne craignons pas de l'affirmer, est constante et on la trouvera toutes les fois qu'on pourra observer les malades d'assez bonne heure. Sur onze cas de roséole cutanée publiés dans la thèse de M. Dance, M. Cusco, dont personne ne songerait à suspecter la bonne foi, l'a trouvée onze fois; il est bon d'ajouter que dans deux cas même (obs. XII, obs. XIII), où la roséole généralisée a manqué, l'érythème du larynx a été constaté d'une manière évidente.

La roséole du larynx peut se présenter sous différents aspects. Disons tout de suite que cette laryngite peut être soit généralisée, et il faut avoir alors bien présente à l'esprit la coloration normale de la muqueuse, soit, ce qui est rare, constituée par des taches situées en différents points de l'infundibulum laryngien. Ces taches, dont la forme est très variable, sont quelquefois nettement limitées; parfois, au contraire, leur coloration se confond à la périphérie avec celle des tissus voisins.

Le siège de prédilection de l'érythème est manifestement l'épiglotte, dont on trouve toujours la face laryngée plus ou moins rouge; viennent ensuite les cartilages aryténoïdes, puis les cordes vocales supérieures, plus rarement les cordes vocales inférieures, c'est pourquoi les phénomènes objectifs sont très peu marqués dans la laryngite érythémateuse. Quelquefois, c'est à peine si l'on découvre une légère coloration jaunâtre ou un aspect rosé sur certains points de leur étendue. Il faut dire pourtant que, dans quelques cas, les cordes vocales inférieures ont été le siège d'une roséole très manifeste, avec taches rosées nombreuses et bien limitées.

Tel est, avec sa morphologie, variable, à la vérité, le mode constant de la manifestation syphilitique tout au début de la maladie. Les *signes physiques*, on le voit, se réduisent à peu de chose. On comprend sans peine que dans la plupart des cas il en est de même des *symptômes fonctionnels*. La majorité des malades ne soupçonnent même pas une lésion qui, d'ailleurs, par elle-même, n'a que bien peu d'importance. Il est à croire que les professions, notamment l'usage obligé de la parole, peuvent provoquer du catarrhe de la muqueuse et quelques légers troubles de la phonation. Sur treize laryngites érythémateuses, M. Dance n'a trouvé que quatre fois un peu d'enrouement ou de raucité de la voix. Les troubles fonctionnels sont donc pour ainsi dire l'exception et, dans ces cas, s'accompagnent d'un peu de catarrhe aigu se prolongeant vers le pharynx et donnant lieu à de la sécheresse de la gorge.

La durée de cette période est assez courte ; nous croyons qu'elle apparaît un mois environ après le chancre, pour ne durer que deux à trois semaines. Disons, d'ailleurs, qu'on ne saurait à cet égard, formuler de règle bien rigoureuse en raison de la transition difficile à saisir entre ce stade de la période secondaire et celui qui le suit.

§ 2. — *Laryngite syphilitique secondaire proprement dite.*

(Laryngite papulo-érosive).

C'est à cette variété de laryngite que correspond principalement la dénomination de laryngite secondaire des auteurs. Naguère, nous n'observions que de l'érythème variable dans son intensité, s'accompagnant de troubles fonctionnels à peine appréciables. Ici, un élément nouveau apparaît : la plaque muqueuse, dont la présence seule, sans parler des phénomènes congestifs qui l'accompagnent, est suffisante pour produire des troubles fonctionnels considérables, mais inconstants, dépendant en grande partie du siège qu'elle occupe.

La plaque muqueuse se montre dans le larynx de deux à quatre mois après l'apparition du chancre. Son début coïncide souvent avec celui des premières syphilides cutanées, papules squameuses, acné, etc. Elle existe dans près de la moitié des cas ; dans le travail inaugural de M. Bouchereau se rapportant à la pratique de Lourcine, on trouve 59 cas de laryngite sur 135 syphilis secondaires. C'est surtout pour celle-ci que les conditions individuelles ont comme valeur prédisposante une importance considérable. Les excès alcooliques, l'abus du tabac, l'usage immodéré de la parole sont autant de circonstances qui favorisent sa production. Quoi qu'il en soit, cet état morbide du larynx est caractérisé par la présence sur la muqueuse de plaques érosives semblables à celles qu'on remarque sur les autres muqueuses, avec quelques modifications dans la forme, ce qui n'est que la conséquence de la structure de cette membrane dans le larynx. D'ailleurs, la plaque érosive diffère encore suivant les différents points de l'organe où on l'observe ; la structure de la muqueuse n'étant par la même sur les cordes vocales inférieures que sur les cartilages aryténoïdes, on conçoit facilement que la papule érosive revête en ces deux endroits un aspect différent. Telle est la cause des divergences d'opinion qu'on rencontre encore parmi les auteurs ; il en est qui n'admettent pas la plaque muqueuse du larynx (1). Tous concordent à la vérité pour dire qu'on trouve dans les laryngites secondaires des rougeurs circonscrites, des gonflements et des ulcérations ; or, qu'est-ce donc que la plaque muqueuse sinon une hyperémie locale avec exsudation au-dessous de l'épithélium qui se desquame ensuite laissant une exulcération comme conséquence de sa chute ? Il n'y a donc là qu'une question de mots : les planches très bien faites qui se trouvent dans la monographie de M. Gouguenheim le prouvent d'une manière suffisante.

Dans le larynx donc, comme partout ailleurs, le processus est identique, la forme est susceptible de se modifier, la lésion est toujours la même.

Sur la muqueuse de la *région aryténoïdienne*, la plaque érosive se présente avec le même aspect que sur les autres muqueuses : c'est d'abord une papule rougeâtre qui s'exulcère et manifeste une tendance à se recouvrir d'une pellicule bleuâtre, qui donne l'apparence d'un point touché au crayon de nitrate d'argent ; sur l'*épiglotte*, siége très fréquent de la plaque

1. Isambert, *leçons cliniques sur les maladies du larynx*. Paris, 1876.

muqueuse, endroit très favorable à l'observation, on aperçoit au début, une partie rosée qui se fonce peu à peu en couleur et arrive bientôt au rouge vif ; puis, la partie centrale pâlit, l'épithélium se mortifie, s'élimine et laisse à découvert une exulcération *superficielle* qui parfois ne paraît profonde qu'à cause de la turgescence des tissus environnants. Cette ulcération d'un blanc-jaunâtre est circonscrite de toutes parts par un cercle rouge que Gerhardt et Roth ont bien vu (1861). Sur les *cordes vocales inférieures*, l'apparition de la plaque muqueuse se manifeste au début par de la rougeur diffuse et un peu de gonflement empêchant les cordes vocales de se rapprocher dans toute leur étendue. Cette rougeur pâlit un peu en un point circonscrit, point sur lequel l'épithélium va entrer en desquamation ; dès lors, la plaque muqueuse est constituée et sa présence se manifeste simplement par un peu de gonflement et un changement de coloration, sorte de tache d'un blanc-jaunâtre faisant contraste avec le cercle rouge congestif qui l'entoure.

Les plaques muqueuses du larynx ont un *siège* variable. De l'examen des seize faits rapportés par M. Dance, on paraît en droit de conclure que les cordes vocales inférieures sont rarement atteintes. Dans quelques cas, on a noté un peu d'œdème inflammatoire ; dans un tiers environ des cas on trouve de la rougeur épiglottique ; très souvent, dans la moitié des cas, les cordes vocales supérieures sont gonflées et rouges. Enfin ce serait, d'après le même auteur, la région aryténoïdienne qui présenterait le plus souvent des plaques muqueuses.

D'après d'autres auteurs, son siège de prédilection serait

au contraire l'épiglotte ; M. Gouguenheim n'aurait constaté sa présence qu'une fois sur la région aryténoïdienne, mais il ajoute : « en retour, j'ai constaté assez fréquemment, non-seulement la rougeur intense du bord postérieur du larynx et de la région aryténoïdienne, mais un gonflement notable de cette région tel que les saillies des cartilages étaient effacées, ainsi que la dépression normale interaryténoïdienne. » Malgré cette divergence apparente, ces auteurs disent à peu près la même chose, car la papule érosive pouvant perdre assez rapidement ses caractères typiques, il peut n'en rester à un moment que de la rougeur et du gonflement.

Symptômes fonctionnels. — Dans la laryngite papulo-érosive, c'est la phonation qui est entravée de préférence et c'est surtout pour des modifications dans la voix que l'on peut être consulté. Disons dès maintenant que les troubles fonctionnels sont loin d'être constants dans la laryngite secondaire ; et l'on conçoit en effet sans peine qu'une plaque muqueuse de l'épiglotte pourra n'exercer aucune influence sur les fonctions du larynx ; les symptômes sont quelquefois nuls, alors que le laryngoscope permet d'observer des lésions très manifestes. Pour que la voix soit modifiée d'une manière bien notable, il faut que les cordes vocales inférieures soient atteintes, ce qui est rare, comme nous l'avons vu ; elle peut subir néanmoins de grandes altérations, lorsqu'il existe de la tuméfaction des cordes vocales supérieures et de la région aryténoïdienne.

M. Diday, dès 1860, a bien esquissé le tableau symptomatique de la laryngite secondaire, qu'il a le tort de rattacher à une paralysie des muscles du larynx. Ses observations portent surtout sur des chanteurs qui, mieux que les autres malades, peuvent fournir d'utiles renseignements sur les modifications qu'a pu subir l'acte de la phonation. C'est surtout un changement dans le timbre, la tuméfaction des parties modifiant la forme de la cavité de renforcement du son. La tonalité néanmoins peut aussi être compromise et quelquefois, chez les chanteurs, « un ou deux tons manquent presque immédiatement du jour au lendemain à l'extrémité supérieure de leur registre habituel, de là, impossibilité radicale de continuer l'exercice de leur art, de leur profession » (Diday).

Contrairement à la laryngite secondaire précoce, celle-ci à une marche lente et une durée fort longue ; pendant des semaines, des mois, parfois pendant plus d'une année, il est des malades plus ou moins incommodés, par la laryngite secondaire, avec des rémissions de temps en temps, faisant croire à la terminaison prochaine de la maladie que parfois le plus petit excès est suffisant à rappeler. D'ailleurs sa terminaison n'est pas toujours heureuse et, elle se transforme souvent à son déclin en une hypertrophie des tissus du larynx, qui est bientôt suivie de troubles fonctionnels l'emportant de beaucoup en gravité sur ceux observés jusqu'à présent.

Le diagnostic de la laryngite secondaire peut offrir parfois quelque difficulté, quoique le diagnostic à faire avec la tuberculose soit certainement bien plus aisé que dans les phases ultérieures de la maladie. Lorsqu'avec une rougeur de la portion sus-glottique du larynx, on aperçoit des lésions se rapprochant des types que nous avons décrits,

siégeant surtout sur l'épiglotte ou dans la région aryténoïdienne, on doit penser tout de suite à une laryngite secondaire. Dans les cas plus difficiles, en présence d'une rougeur
particulière, alors même qu'on invoquerait les causes de
simple laryngite catarrhale, il faut encore songer à la
syphilis, et l'examen des autres parties du corps viendra
souvent vérifier cette présomption. Il est d'ailleurs fort
rare de ne pas trouver des papules concomitantes dans
le fond de la cavité buccale, principalement sur les piliers
ou sur les amygdales. On a même dit que l'éruption des
papules procédait de la bouche vers le larynx, ce qui assurément est inexact, puisqu'il est des cas où la laryngite a
précédé l'angine de quelque temps. Du reste, la marche
de la maladie suffirait à dissiper tous les doutes : la syphilis secondaire seule peut donner lieu dans le larynx à des
manifestations d'une gravité aussi peu en rapport avec
leur durée.

Le pronostic de la laryngite secondaire est généralement
bénin ; elle tend à guérir d'elle-même et sans laisser de
traces, surtout chez les personnes que de sages recom-
mandations auront mises à l'abri des causes d'irritations
intempestives : nous avons vu néanmoins que des hypertrophies du larynx peuvent succéder aux plaques muqueuses, et cette variété de laryngite fera le sujet d'une
description ultérieure.

Traitement. — De ce que nous avons déjà dit découlent
les règles fort simples du traitement. 1° Le repos de l'organe : telle est la première prescription indispensable, celle
qui rendra la maladie à peine sensible ; 2° Écarter toutes
les causes d'irritation : respiration d'air froid, de pous-

sières, suppression du tabac, modération dans l'usage de l'alcool. En outre on pourra conseiller les grands modificateurs hygiéniques qui s'adressent non point à la laryngite mais à la syphilis même, comme dans toutes les maladies chroniques (douches, massage, grand air, etc.). Nous ne parlerons pas du mercure ni de l'iodure de potassium, c'est surtout dans la laryngite intermédiaire aux périodes secondaire et tertiaire, que ces deux médicaments fournissent d'excellents résultats. Quant au traitement local, certains auteurs y attachent une grande importance, quoique dans bien des cas il ne soit pas nécessaire d'y avoir recours. Quoi qu'il en soit, il consiste en applications locales, caustiques ou astringentes, de tannin, de sulfate de zinc, par exemple. On emploie encore le nitrate d'argent, et l'on se sert soit du crayon, soit de la solution au $1/10^e$; mais le nitrate pouvant se détacher du porte-crayon, il y a lieu de préférer la solution que l'on va porter sur les surfaces que l'on veut modifier, au moyen d'une petite éponge attachée à l'extrémité d'une tige recourbée. Le titre de la solution doit varier suivant la plus ou moins grande susceptibilité du malade ; nous croyons qu'il y aurait avantage à ne se servir au début que d'une solution au $1/20^e$ et n'arriver à la solution au $1/10^e$ que d'une façon progressive.

CHAPITRE II

Cette laryngite est une terminaison assez fréquente des laryngites secondaires de longue durée. Elle a été différemment comprise par les auteurs au point de vue chronologique comme au point de vue anatomo-pathologique. Les uns (Krishaber) en font une manifestation secondaire et considèrent la lésion comme de l'œdème pur et simple ; d'autres au contraire (Gouguenhein), bien que déclarant que cet accident se montre dans les syphilis jeunes, prétendent qu'il n'a rien de commun avec l'œdème, ni comme lésion, anatomique, ni comme processus, que c'est bien un accident tertiaire, caractérisé par une hyperplasie conjonctive diffuse de tout l'organe, en un mot, une véritable sclérose. Il n'y a pas de place pour une opinion intermédiaire, et l'examen histologique seul peut vider la question ; or, cet examen n'ayant pas encore été fait, on ne peut émettre à ce sujet que de simples hypothèses. Quelle que soit la lésion, la maladie existe ; il nous a été permis d'en observer plusieurs cas à Lourcine dans ces derniers temps, et en raison de la précocité de cette affection, nous la considérerons jusqu'à nouvel ordre comme une manifestation secondaire, terminaison fâcheuse de la laryngite papulo-érosive.

Dans les cas où il a été donné de suivre dès son début

la marche de cette hypertrophie laryngée, voici ce qu'on a observé : L'inflammation qui tout d'abord a donné lieu à la formation de papules ulcérées, s'apaise ; l'érosion même disparaît, ou, comme nous allons le voir, change entièrement de caractère. Le cercle congestif qui l'entourait naguère pâlit peu à peu, tout semble rentrer dans l'ordre, mais voilà qu'une inflammaîion lente se manifeste, méritant à peine le nom d'inflammation, tant la réaction est peu marquée. Au laryngoscope, on ne voit plus, en effet, de turgescence vasculaire, la coloration rouge foncé des tissus n'existe plus ; elle est remplacée par un aspect jaunâtre, atonique, et cette couleur des parties tuméfiées les rend tout à fait comparables à de l'œdème. Toutes les régions du larynx sont à peu près uniformément gonflées et les rebords et les saillies, notamment à la région aryténoïdienne, sont plus ou moins effacés. L'épiglotte est parfois très tuméfiée, il en est de même des cordes vocales supérieures et des bords de l'organe, ce qui rétrécit l'orifice du larynx. Mais il est des cas qu'il faut bien connaître, que M. Krishaber a bien décrits, et dans lesquels l'invasion est brusque, le gonflement des tissus, souvent énorme, s'effectuant d'une façon rapide. Nous en rapporterons plus loin un exemple, chez lequel, comme toujours, un refroidissement a été la cause occasionnelle. Dans ces cas, on peut tout au début observer de la rougeur intense généralisée, rougeur intense qui disparaît progressivement, bientôt remplacée par l'aspect blafard signalé précédemment.

Le gonflement n'est pas la seule modification que présente le larynx, car ici, comme dans la période précédente et celle qui va suivre, on trouve encore des ulcérations. Il est des auteurs qui en admettent de deux sortes à cette période : des ulcérations superficielles et des ulcérations profondes, pouvant détruire même les cartilages. Nous devons dire que nous n'avons jamais rencontré ces dernières; mais à la vérité, nos observations ne sont pas assez nombreuses pour nous permettre d'avoir sur ce point une opinion définitive ; il nous semble néanmoins que les délabrements du larynx que l'on a décrits dans cette laryngite, sont plus en rapport avec la production gommeuse.

Les ulcérations superficielles sont du reste beaucoup plus fréquentes; quoiqu'elles soient loin d'être constantes, elles ont un aspect particulier qui les différencie des plaques muqueuses ulcérées ; comme ces dernières, elles paraissent taillées à l'évidoir, leur fond est grisâtre ou opalin, parfois leur teinte se confond avec celle des tissus voisins, ce qui les rend assez difficiles à apercevoir. Leur périphérie ne présente pas d'aréole inflammatoire, elle est fréquemment le siège d'une prolifération cellulaire active, qui donne lieu à la formation de végétations qui les masquent en partie.

Les troubles fonctionnels sont ici beaucoup plus fréquents que dans la laryngite papulo-érosive. Les troubles de la PHONATION sont toujours très marqués, mais l'aphonie complète est rare. Dans le plus grand nombre de cas il y a d'abord des modifications dans le timbre de la voix par suite du gonflement des parties supérieures du larynx; mais, lorsque les cordes vocales inférieures sont prises, la tonalité change, la voix perd tous ses caractères, elle devient alors stridente et discordante, le plus souvent rauqne, état qu'on a désigné, à tort suivant nous, du nom de « *raucedo syphilitica* », ce caractère n'ayant rien de pathognomoni-

que⋅et pouvant se rapporter à d'autres affections laryngées
toutes différentes.

Lorsqu'il existe des ulcérations, la déglutition peut elle-
même être gênée en ce sens qu'elle devient douloureuse.
Les malades accusent fréquemment au niveau de la gorge
une sensation de piqûre désagréable, parfois très pénible,
sensation que quelques-uns comparent à la piqûre d'une
arète de poisson qui se serait implantée dans la gorge.
De plus, cette douleur, souvent localisée, peut parfois présenter des irradiations et notamment vers l'oreille.

Souvent, les choses se bornent là, sans que la respiration soit troublée, la tuméfaction des différentes parties du
larynx diminue peu à peu, les ulcérations se cicatrisent,
tout tend à revenir normal, bien qu'au dire des auteurs qui
ont bien suivi la marche de la maladie, les tissus ne recouvrent que rarement leur souplesse primitive et cela encore
au bout d'un temps fort long. Il est pourtant des cas où la
respiration est compromise, je veux parler de ceux dans
lesquels, à la suite d'un refroidissement, le gonflement des
tissus est tel que l'air ne passe qu'à grand peine à travers
l'orifice supérieur du larynx. On observe dans ces cas des
troubles dyspnéiques parfois inquiétants et qu'un traitement
chirurgical doit être prêt à combattre alors que la médication interne aurait échoué, ce qui heureusement est l'exception.

Le *diagnostic* de la laryngite hypertrophique généralisée est parfois assez difficile à faire, alors que le malade
se trouve dans des conditions particulières. Le seul point
intéressant à éclaircir et celui-ci : Le malade est-il tuberculeux ou syphilitique? Souvent, il faut bien le dire, les

signes physiques ne fournissent que bien peu d'éléments
au diagnostic et parfois même offrent une ressemblance
e barrassante avec ce qu'on observe dans un début de tuberculose ; l'aspect de l'épiglotte et de l'orifice du larynx,
présentent de grandes analogies, quant aux signes fonctionnels, ils sont à peu près semblables dans l'un et l'autre
cas. L'état général seul peut fournir des indications pré-
cieuses, car, chez le tuberculeux, même avant l'apparition
des lésions locales, on observe un état pathologique prépa-
ratoire caractérisé par un alanguissement plus ou moins
notable de toutes les fonctions et plus tard par tous les
signes de la phthisie confirmée. Il est néanmoins des cas
où le diagnostic est très difficile et il est toujours bon de
faire un examen complet du sujet et de s'aider de tous les
commémoratifs.

Le *traitement* de la laryngite secondaire hypertrophique
ne diffère pas du traitement général de la syphilis : mercure
et iodure de potassium ; mais il y a lieu, pour le premier
de ces médicaments, de faire ici une réserve nécessaire. Je
veux parler de ces cas possibles dans lesquels l'état grave
du malade oblige à intervenir avant d'avoir pu établir un
diagnostic certain et définitif. On doit, dans ces cas, agir
avec une extrême réserve, et même alors que l'on a beaucoup de raisons de croire à la syphilis, s'abstenir absolument dans le principe, de la médication par le mercure.

On sait l'influence désastreuse de ce médicament sur
l'état général des tuberculeux, et à ce sujet, nous nous
bornerons à rappeler le cas d'un malade que nous avons
observé l'année dernière à l'hôpital de la Pitié et chez lequel une simple friction mercurielle que lui-même s'était

faite pour chasser quelques poux, amena une stomatite considérable bientôt suivie d'une cachexie aiguë qui emporta le malade en moins de huit jours.

Le traitement ioduré ne produit jamais des désordres aussi redoutables, il réussit d'ailleurs fort bien à lui seul pour conjurer les accidents de cette nature. C'est donc à l'iodure de potassium et à l'iodure de potassium seul qu'il faudra avoir recours dans les cas particuliers où le mauvais état général du malade ne peut aider au diagnostic. Il est inutile d'ajouter que dans ces conditions la médication tonique sera le meilleur adjuvant du traitement spécifique.

OBSERVATION.

Laryngite secondaire hypertrophique.

Élisabeth B..., salle Saint-Clément, lit nº 21, trente-sept ans, vernisseuse, a contracté la syphilis il y a environ huit mois. Deux mois après enrouement très léger de la voix. Au mois de juin dernier, le soir étant en sueur elle resta exposée pendant quelque temps à un courant d'air. Elle se couche mal à son aise et est tout étonnée le lendemain en s'éveillant de ne pouvoir produire aucun son. Le 16, la malade étant gênée pour respirer entre à Lourcine dans le service de M. Gouguenheim. L'examen laryngoscopique montre une hypertrophie généralisée du larynx, la voix est complètement perdue, on note en outre de la gêne dans la déglutition et des troubles dyspnéiques surtout marqués la nuit. — Liqueur de Van Swieten, pilules de Vallet. Sous l'influence du traitement, amélioration notable et rapide, la déglutition devient plus facile, toute douleur disparaît, l'aphonie seule persiste avec de la dyspnée nocturne.

En ce moment, c'est-à-dire environ six mois après le début, la voix est rauque avec un timbre strident, la déglutition se fait normalement,

mais la malade se plaint de ne pouvoir pas reposer la nuit étant réveil-
lée à chaque instant par de la suffocation Le laryngoscope permet de
constater malgré une diminution notable des parties, un gonflement per-
sistant de toute la région sus-glottique. L'épiglotte est tuméfiée surtout dans sa moitié droite et présente une teinte atonique remarquable. Les cordes vocales supérieures recouvrent encore en partie les inférieures qui paraissent absolument saines.

CHAPITRE III

Nous venons d'esquisser à grands traits le tableau des accidents laryngés qui peuvent se produire durant les premières périodes de la vérole. De ce rapide exposé, résulte pour nous cette connaissance, que les lésions anatomiques sont le plus souvent insignifiantes et les troubles fonctionnels peu accusés. Si nous faisons abstraction de ces laryngites hypertrophiques encore mal définies au point de vue anatomique, nous voyons, en effet, que tout se borne à quelques plaques muqueuses qui dans les conditions normales d'une hygiène rigoureuse, ont une tendance naturelle à la guérison complète. Dans la période tertiaire de la syphilis, il n'y a rien d'analogue. La lésion n'est plus superficielle, son évolution n'est plus la même, et, lorsqu'elle est abandonnée à elle-même elle peut avoir de graves conséquences dans un avenir plus ou moins éloigné. La caractéristique de toutes les productions tertiaires est une prolifération cellulaire, une végétation du tissu conjonctif, soit diffuse, soit nodulaire, ce qui constitue la gomme ; or, dans le larynx, comme dans les autres parties du corps, ces éléments nouvellement formés ont toujours la même destinée. Jamais ils n'arrivent à acquérir droit de cité dans l'organisme, qui cherche à s'en débarrasser par les voies ordinaires. Ils sont fatalement condamnés à disparaître ; dans les cas les plus heureux ils sont résorbés, ne laissant qu'une cicatrice rétractile comme trace de leur existence ; souvent destinés à être chassés au dehors, ils subissent la transformation purulente ; enfin, parfois ils meurent sur place, de la mort crétacée.

La végétation du tissu conjonctif est donc le trait prédominant des laryngites tertiaires, les autres phénomènes ne sont qu'accessoires ; on conçoit néanmoins facilement comment le siége de la prolifération conjonctive, suivant qu'elle se fera dans les parties superficielles ou les parties profondes, pourra donner à la maladie des symptômes, une marche et une terminaison différents. C'est ce qui a lieu en réalité, et si au point de vue anatomique il n'y a qu'une seule espèce de laryngite syphilitique tertiaire, il existe deux types cliniques qui, l'un et l'autre, méritent une description spéciale ; le premier est caractérisé par la production de gommes dans les parties superficielles du larynx, c'est la laryngite gommeuse proprement dite, dans l'autre, les nouveaux éléments envahissent les cartilages, nous en dirons quelques mots sous le nom de chondro-perichondrite tertiaire du larynx.

§ 1er. — *De la laryngite gommeuse.*

Cette variété de laryngite syphilitique est sinon la plus fréquente, du moins celle qui a été le mieux vue et le mieux décrite par les auteurs. La syphilis, en effet, maladie essentiellement tumorigène dans le sens anatomique du mot à cette période, se manifeste par des lésions macroscopiques bien évidentes. Elle est caractérisée, comme nous le savons, par des productions circonscrites de tissu embryonnaire, productions affectant diverses formes que l'on peut ramener à deux : la forme en nappe et la forme en noyau ou nodulaire, lésions circonscrites, mais presque toujours disséminées sur les différents points de l'organe. Leur siége est variable. Les observations que nous avons passées en revue nous permettent d'accepter, comme assez exacte, la statistique des 80 cas de Sommerbrodt dans lesquels les lésions affectaient par ordre de fréquence : d'abord l'épiglotte, qui semble leur lieu d'élection, puis les cordes vocales supérieures et inférieures, le vestibule du larynx, la région aryténoïdienne et les bords de l'organe ; enfin, la portion sous-glottique.

Gommes de l'épiglotte. — Sur l'épiglotte, les tumeurs sont d'une observation aisée et leur marche est facile à suivre. On trouve une tuméfaction plus ou moins considérable, modifiant d'une façon notable cette portion du larynx qui devient irrégulière et asymétrique ; la tumeur peut être unique ou il peut y en avoir plusieurs, ce qui est fréquent, avec un volume variant entre celui d'une petite lentille et celui d'une grosse noisette. Ces tumeurs sont ordinairement de couleur rosée, très souvent la coloration normale n'est pas changée. Dans la première phase de leur évolution, elles présentent un aspect lisse et tendu, comme toute tumeur qui progresse. Lorsque ces tumeurs ne sont pas résorbées et qu'elles suppurent, on observe des ulcérations profondes taillées à pic, *cratériformes*, avec un fond sanieux et grisâtre ; alors, la coloration de la tumeur se modifie et se transforme en une teinte rouge vineux avec un cercle inflammatoire plus rouge à la périphérie.

Le travail d'élimination se poursuivant activement, la tumeur tout entière subit la fonte purulente ; parfois l'inflammation se propage vers les parties profondes, il en résulte de petits phlegmons circonscrits, inflammations gangréneuses, dont l'effet est la destruction irrémédiable des parties atteintes. C'est ainsi que le fibro-cartilage est détruit en certains points. L'aspect de ces pertes de substance est variable ; on observe parfois des perforations, des entailles, des crénelures, etc. Dans certains cas, l'inflammation a été si intense qu'elle a donné lieu à la mortification complète de l'épiglotte ; on a même observé des propagations dans le tissu cellulaire périlaryngien et de véritables phlegmons du cou. Après l'élimination des produits gommeux et des parties gangrénées, il se forme du tissu cicatriciel qui se rétracte et qui est la cause des déviations variées de l'épiglotte, chez les malades qui ont été affectés de cette laryngite.

Les symptômes fonctionnels consistent surtout en de la douleur et de la gêne de la déglutition qui ont leur maximum d'intensité dans le stade d'élimination du produit gommeux. La difficulté pour avaler est dans quelques cas assez considérable surtout pour le passage des aliments liquides ou demi-liquides ; elle cesse après la disparition des tumeurs, alors même que l'épiglotte est perforée ou partiellement détruite, ce qui n'a plus rien de surprenant, depuis que les expériences de Magendie ont appris que cet opercule n'est pas absolument nécessaire à l'intégrité de l'acte de la déglutition.

La respiration n'est généralement pas troublée quand l'épiglotte seule est atteinte. Dans l'observation de gommes de l'épiglotte que nous rapportons, des adhérences cicatricielles retenaient l'épiglotte accolée à la base de la langue et l'empêchaient ainsi d'intercepter l'entrée de l'air dans le larynx. Quelquefois, pourtant, il y a un peu de dyspnée et des accès de suffocation.

La voix présente simplement des altérations dans le timbre qui devient sourd et étouffé, la tonalité n'est pas modifiée lorsque les cordes vocales inférieures ou les parties voisines ne sont pas atteintes.

Le diagnostic, qui est à faire avec l'épiglottite tuberculeuse, n'offre pas en général beaucoup de difficultés ; les signes locaux, aspect des tumeurs, caractères des ulcérations, enfin les commémoratifs, la marche de la maladie, et surtout l'état général, seront autant d'éléments suffisants pour établir le diagnostic.

OBSERVATION

Gommes syphilitiques de l'épiglotte (1).

Le nommé B..., âgé de 30 ans, qui vient se présenter à nous le 25 juillet 1875 à l'hôpital Lariboisière, a eu il y a sept ans, un chancre suivi de plaques muqueuses de la bouche. Sans pouvoir indiquer exactement les phases qu'a pu parcourir cette maladie, pour laquelle il a subi à l'origine un traitement spécifique, le malade fait remonter à un an seulement les accidents de la gorge qui lui ont

1. Isambert. *Ann. des mal. de l'oreille et du larynx*, t. I, p. 400.

occasionné de vives douleurs pendant plusieurs mois. C'est probablement à cette époque que se sont produites les ulcérations graves
dont il porte la trace au voile du palais et dans la gorge. On voit,
en effet, des cicatrices blanches caractéristiques, tout autour de la
luette, et plus en dehors au-dessus du pilier antérieur droit. La paroi
postérieure du pharynx présente une demi-étoile cicatricielle nacrée
semblable à celles que l'on a décrites dans les angines scrofuleuses, et
qui est masquée en partie par le voile du palais. Ces lésions expliquent
comment le malade a eu la voix nasonnée et a longtemps laissé
remonter dans les narines les liquides qu'il avalait, mais elles sont
maintenant cicatrisées, et il ne reste plus qu'un peu de gêne de ce
côté.

En examinant au laryngoscope, on aperçoit immédiatement trois
tumeurs, au milieu de l'image une tumeur ovoïde grosse comme une
noisette ou un petit œuf de canari se détache du bord libre et du
point médian de l'épiglotte, laquelle est tuméfiée dans toute son
étendue. A sa gauche une seconde tumeur moins volumineuse mais
divisée par un sillon et ressemblant à un gros pois chiche, occupe la
partie latérale de l'épiglotte, et s'implante aussi sur le bord libre de
cet opercule. Au-dessous de celle-ci, et sur un plan plus profond, une
troisième tumeur dont le volume est environ la moitié de la tumeur
centrale, plonge dans l'infundibulum et paraît reposer sur la corde
vocale correspondante. Du côté opposé, une tumeur beaucoup plus
petite atteignant au plus le volume d'un petit pois, apparaît à une
profondeur un peu plus grande dans l'infundibulum et adhère à la
face inférieure de l'épiglotte. Une seule corde vocale est visible, elle
est rougie et un peu tuméfiée, mais elle fonctionne régulièrement. Les
éminences aryténoïdes et les replis aryténo-épiglottiques sont légèrement tuméfiés et un peu œdémateux, quant aux grosses tumeurs,
elles sont d'une teinte rose à peu près normale, et fortement distendues
par la matière qu'elles renferment.

Les symptômes accusés par le malade ne sont pas aussi graves
qu'on pourrait le supposer avec de pareilles lésions. La voix est faible
et un peu nasonnée, le malade éprouve un chatouillement du gosier

qui, par moments provoque la toux ; il a déjà eu quelques accès d'étouffements pendant la nuit, mais la menace n'a pas paru très forte, ce qui s'explique par le siège assez relevé des tumeurs au-dessus de la glotte.

Une adhérence établie par une bride anormale entre la base de la langue et la face supérieure de l'épiglotte empêche d'ailleurs la procidence de cet opercule. Il y a également de la gêne dans la déglutition particulièrement pour les liquides.

L'état général n'est pas mauvais, toutefois le malade est d'un tempérament lymphatico-strumeux (il a eu dans son enfance des ophtalmies répétées et des adénites), ce qui, dans nos idées, concorde avec l'étoile cicatricielle de la paroi pharyngienne postérieure, lésion plus propre à la scrofule ou aux cas mixtes, qu'à la syphilis elle-même.

Quoi qu'il en soit, et en présence d'accidents qui peuvent d'un instant à l'autre déterminer l'occlusion de la glotte, nous prescrivons au malade le 25 juillet un traitement spécifique énergique, l'iodure de potassium à la dose de deux à quatre grammes par jour, frictions matin et soir sur toute la région cervicale antérieure avec l'onguent napolitain ; deux fois par semaine toucher directement les tumeurs épiglottiques avec l'éponge imbibée de chlorure de zinc ou d'acide chromique à dose seulement styptique, c'est-à-dire au centième.

Ce traitement est suivi régulièrement pendant trois semaines et le malade éprouve rapidement un soulagement notable. Les accès de suffocation ne reparaissent plus. La gêne de la gorge est moindre. Il part alors pour effectuer un voyage auquel l'appellent ses fonctions, mais il continue autant que faire se peut, l'usage de l'iodure de potassium à l'intérieur.

Nous le revoyons le 8 et le 16 octobre. Les tumeurs ont diminué de plus de moitié, de plus, au lieu d'être distendues et luisantes comme au début, elles semblent flasques, demi flétries et leur coloration ne diffère plus de celle de la muqueuse voisine. La plus petite des tumeurs a disparu, la tumeur située à gauche de la tumeur centrale n'existe presque plus. L'épiglotte a perdu beaucoup de son volume ainsi que les aryténoïdes. Le malade est encore obligé de voyager, mais il continue à prendre de l'iodure de potassium, et reviendra nous voir jusqu'à une guérison qui ne paraît pas devoir se faire attendre bien longtemps, s'il peut mettre un peu plus de régularité dans son traitement.

Fin décembre : les tumeurs ont à peine le cinquième de leur volume primitif.

GOMMES DES CORDES VOCALES SUPÉRIEURES

Après les gommes de l'épiglotte, viennent par ordre de fréquence celles des cordes vocales supérieures et du vestibule du larynx. On trouve au laryngoscope les cordes vocales supérieures formant tumeur et cachant plus ou moins les inférieures ; la tuméfaction peut n'exister que d'un seul côté ou se montrer en même temps à droite et à gauche. La coloration de la muqueuse en cet endroit est normale au début, mais elle devient rouge au moment du stade d'élimination et s'accompagne alors d'une injection des tissus périphériques. Sous l'influence du traitement on ne tarde pas à voir diminuer leur tension et leur volume ; mais lorsqu'elles s'ulcèrent, on peut observer de graves désordres ; la muqueuse se perfore, la suppuration s'établit et les tissus sons-jacents, périchondre, cartilages, peuvent s'enflammer par propagation. Cette inflammation secondaire peut être à son tour assez intense pour déterminer la carie ou la nécrose de ces parties, qui jouant alors le rôle de corps étrangers, augmentent par leur présence l'intensité de l'inflammation éliminatrice.

Les *signes fonctionnels* sont toujours très marqués. Alors

même que les cordes vocales inférieures sont saines, on observe des troubles de la phonation ; dans quelques cas même, il y a de l'aphonie complète, quand le bourrelet formé par les cordes supérieures entrave leurs mouvements. Les *troubles respiratoires* sont fréquents et en rapport avec le degré de rétrécissement de la glotte, on peut observer du cornage et des accès de suffocation qui rendent la trachéotomie urgente.

Lorsque la tumeur est ulcérée, l'inflammation consécutive donne lieu à des phénomènes nouveaux tels que la douleur en avalant, une sécrétion muqueuse abondante comme dans un cas que nous rapportons, donnant lieu à une expectoration dans laquelle on retrouve de petits filets de pus provenant de la gomme qui se vide. Lorsque l'inflammation envahit les parties profondes, la douleur devient plus intense et se manifeste lorsque l'on presse sur la région du cou. Dans certains cas, à la tumeur qui rétrécit déjà le calibre du pharynx, se joint une sorte de paralysie pharyngo-laryngée qui rend la déglutition des parties solides fort pénible ; parfois même la déglutition des liquides est gênée, mais par un autre mécanisme, qui consiste en ce que la tumeur rend irrégulier l'orifice supérieur du larynx, lequel incomplètement obturé par l'épiglotte, laisse pénétrer quelques gouttes de liquide dans les voies respiratoires, ce qui provoque immédiatement de violents accès de toux. Enfin, lorsque les cartilages eux-mêmes participent à l'inflammation, tous les signes fonctionnels prennent un caractère plus grave encore et la maladie se prolongera fatalement durant tout le temps nécessaire à l'élimination des parties nécrosées ; des fistules se produisent, et alors, si le malade, placé dans de mauvaises conditions hygiéniques, vient à résorber un peu de pus, on observe avec un état général médiocre, un peu de fièvre rémittente et quelques sueurs, qui viendront encore augmenter les difficultés du diagnostic à faire avec la tuberculose ; du reste, je suis convaincu que les altérations syphilitiques des bronches et du poumon, étant à cette période beaucoup plus fréquentes qu'on ne serait tenté de le croire, on trouvera souvent à l'auscultation des signes stéthoscopiques d'une interprétation fort difficile. Je suis bien résolu, en présence de cas de ce genre, à n'agir qu'avec la plus grande réserve tant il est pénible d'avoir recours à une médication qui peut être intempestive, ou ce qui est plus triste encore, de jeter dans une famille une parole de deuil inutile et prématurée. D'ailleurs, l'observation suivante est éminemment propre à bien montrer toutes les difficultés du diagnostic.

Observation 1

Gommes des cordes vocales supérieures.

M. X... négociant, âgé de 46 ans, a contracté un chancre il y a environ sept ans. Les accidents secondaires ont été très fugaces et de peu d'importance. Le malade ne présente sur toute la surface cutanée qu'une cicatrice sur la face postérieure de l'avant-bras droit, cicatrice en croissant, blanche au centre, un peu pigmentée à la périphérie, qui peut résulter d'une ancienne pustule d'echtyma. Hérédité pathologique : descendant d'asthmatiques et hémorrhoïdaire lui-même. A toujours joui d'une bonne santé. Il y a un peu plus d'un an, le malade a commencé à avoir un peu d'enrouement de la voix qui a augmenté d'une façon progressive. Vers le mois d'avril de cette année, l'aphonie était complète. Pendant quelque temps, cornage, dyspnée, accès de suffocation, puis gêne de la déglutition, surtout pour les aliments liquides. Il suit à cette époque différents traitements dans lesquels l'iode, les préparations de chaux et d'acide phénique entrent pour la plus grande part. Enfin, les médecins qui le soignaient, croyant sans doute à la tuberculose laryngée, l'engagent à faire une saison aux Eaux-Bonnes et lui conseillent d'avoir recours aux lumières des maîtres de Paris. Le premier examen est fait par un de nos maîtres les plus éminents, qui, d'après les symptômes fonctionnels, la marche de la maladie et surtout l'état général du malade, diagnostique un rétrécissement du larynx probablement d'origine syphilitique. L'examen local est pratiqué d'autre part pas un des spécialistes les plus courus de cette ville, qui trouve les cordes vocales supérieures rouges, granuleuses, et très hypertrophiées. Les deux tumeurs sont égales à gauche et à droite, et empêchent de voir les cordes vocales inférieures même pendant les plus grands efforts de phonation, ce que nous avions d'ailleurs déjà constaté nous-même. Le diagnostic porté est celui-ci : *lésion non syphilitique, très probablement tuberculeuse.* Il conseille pour le moment l'électrisation des nerfs récurrents et des pulvérisations phéniquées dans la gorge.

Le malade part alors pour les Eaux-Bonnes, d'où il revient un mois après, beaucoup plus souffrant qu'avant son départ. L'aphonie est toujours complète, la déglutition des liquides se fait toujours mal et provoque de violents accès de toux. Expectoration muqueuse et filante très abondante, le malade emplit dans la journée deux ou trois crachoirs. L'auscultation de la poitrine est rendue fort difficile par le souffle laryngé qui se propage dans les voies respiratoires ; néanmoins, il semble qu'on entend quelques petits râles du côté de la bronche gauche, mais encore, quelle est la nature de l'altération qui les produit : syphilitique ou tuberculeuse ? Sur ces entrefaites, le malade est obligé de quitter Paris. Il se soumet à l'usage de l'iodure de potassium et il nous écrit qu'il sent que son état s'améliore ; dans sa dernière lettre reçue il y a quelques jours, il nous dit qu'il se sent entièrement transformé. L'expectoration n'existe plus, la déglutition redevient peu à peu normale il n'y a pas la moindre gêne de la respiration, l'appétit est entièrement revenu et les nuits sont bonnes, la voix seule fait peu de progrès. L'usage de l'iodure de potassium sera continué jusqu'à la disparition complète des accidents, qui, nous l'espérons, ne tardera pas à se produire, avec quelques restriction quant à ce qui concerne la voix qui ne recouvrera peut-être jamais entièrement son intégrité primitive.

Ici, comme on le voit, c'est le traitement spécifique qui a permis d'établir la nature syphilitique de la maladie, en ne tardant pas à produire ses effets curatifs ordinaires ; le cas suivant va servir à nous démontrer la nécessité de maintenir le médicament à une dose assez élevée et de prolonger la médication, d'ailleurs toujours bien supportée par les malades, pendant un assez long temps.

Observation II

Gommes de la corde vocale supérieure gauche.

Jeanne H..., 32 ans, domestique, a contracté la syphilis il y a trois ans. Elle accuse des éruptions généralisées qui ont duré assez longtemps. Il y a un an, elle aurait eu une gomme de la partie supérieure du tibia droit dont on voit encore la cicatrice. C'est à la même époque qu'elle a commencé à sentir un léger enrouement de la voix, l'émission des sons est devenue ensuite moins facile jusqu'à l'aphonie complète. Elle n'a pas éprouvé de gêne dans la déglutition, mais un peu de dyspnée surtout la nuit.

Le 7 décembre 1880 la malade entre à Lourcine, salle Saint-Clément, lit n° 45 (service de M. Gouguenheim).

Le diagnostic porté est le suivant : tumeur du larynx occupant la corde vocale supérieure gauche ; tumeur gommeuse qu'on traite par l'iodure de potassium à la dose de 5 grammes. Le traitement pro-

duit un effet rapide : la respiration devient plus facile, la malade dort
bien la nuit, la voix commence à revenir. Le 13 juin la malade se
trouvant en état de travailler demande sa sortie, et pendant le temps
qu'elle passe hors de l'hôpital, déclare avoir toujours pris de l'iodure à
la dose de 2 grammes. Malgré cela, elle revient quelque temps après,
se plaignant de mal de gorge ; la voix n'a plus cette clarté relative
qu'elle avait récupérée, la déglutition qui n'était pas gênée auparavant
est devenue un peu pénible. Elle rentre à l'hôpital le 28 juillet. L'iodure de potassium est de nouveau prescrit à la dose de 5 grammes, la
tumeur diminuant progressivement on abaisse peu à peu la dose à 2
grammes. En ce moment, le larynx présente une coloration normale
au niveau de l'épiglotte et du vestibule du larynx, mais la corde vocale
supérieure gauche encore tuméfiée, cache complètement l'inférieure du
même côté ; on parvient pourtant à l'apercevoir un peu dans les grands
efforts de phonation, elle paraît saine. Les signes fonctionnels sont
peu accusés, la voix est pourtant un peu sourde et parfois discordante ;
le traitement sera continué jusqu'à la cessation des accidents.

Cordes vocales inférieures. — Les gommes qu'on observe
sur les cordes vocales inférieures peuvent offrir différents
aspects : on a décrit des gommes en nappe et des gommes
en noyau. Les premières sont étalées, la corde vocale devient comme charnue et épaisse ; elles peuvent être uni ou
bilatérales. Les gommes en noyau se présentent sous la
forme de petites tumeurs d'un jaune rougeâtre, polypiformes, parfois légèrement pédiculées, le plus souvent, elles
se montrent sur la moitié antérieure des cordes vocales ou
au niveau de leur commissure.

On conçoit que dans ces cas, les troubles fonctionnels
prédominants consistent en altérations de la voix qui devient
rauque, discordante, qui souvent disparaît complètement.
Néanmoins, et surtout dans la gomme en nappe, alors que

les cordes vocales tuméfiées dans presque toute leur étendue viennent presque au contact, on observe une dyspnée plus ou moins marquée et des accès de suffocation.

OBSERVATION (1)

Laryngite syphilitique, gommes des cordes vocales supérieures.

Madame B..., âgée de 40 ans, blanchisseuse, admise le 11 mars 1875 à l'hôpital Cochin (service de M. Bucquoy). Elles nous raconte que personne dans sa famille n'a jamais eu de signes de tuberculose, qu'elle-même ne toussait jamais et qu'elle a toujours eu une excellente santé jusqu'en 1865, époque à laquelle elle s'est mariée.

Au bout de deux mois elle a eu des boutons aux parties, et plusieurs fois des éruptions généralisées sur le corps. En 1870 ont débuté des accidents du côté du larynx. Pendant deux mois, à la suite d'un refroidissement, elle a eu une extinction de voix avec gonflement de la région sous-maxillaire. Depuis lors, dit-elle, la voix est restée enrouée pendant deux ans. En 1872, nouvelle extinction de voix, et depuis cette époque elle ne parle plus que très bas, et avec un son de voix guttural. En juin 1873 surviennent des accidents dyspnéiques qui lui font demander une première fois son admission à l'hôpital Cochin (service Bucquoy). Elle avait, dit-elle, constamment une inspiration laborieuse et difficile avec des accès de suffocation chaque nuit. On lui aurait fait prendre chaque jour 2 grammes de bromure de potassium. L'examen laryngoscopique n'avait pu être supporté. Au bout de peu de temps, elle sort très améliorée. En mars 1874, elle a eu une légère hémoptysie qui s'est renouvelée deux ou trois fois depuis, et, sauf la voix, qui était toujours très cassée, cette femme se portait assez bien. Au mois de décembre 1874, les crises de suffocation reparaissent et dans les trois derniers mois, elle a eu sept ou

1. Bull. de la Sot. anat. 2° série, tome 20. page 269 et suiv. obs. de M. Maunoir, interne.

huit de ces accès, caractérisés par leur début subit, l'orthopnée, la teinte asphyxique de la face, les sueurs froides etc. Pendant une dizaine de minutes, elle est en proie à une anxiété terrible, elle craint à chaque instant de mourir, puis tout se calme, elle ne garde qu'une inspiration prolongée et difficile et une expiration également prolongée et bruyante. Elle maigrit et a assez souvent des vomissements, mais elle ne tousse pas.

Mars 1875. — A son entrée, on trouve que cette femme a une santé générale assez bonne. Elle est de petite taille, maigre, et répond d'une façon très intelligente aux questions. Sa voix est faible, éteinte, et si les deux temps de la respiration sont bruyants, en dehors des accès spasmodiques, elle n'asphyxie aucunement. L'examen des organes thoraciques donne un résultat négatif. La respiration est très faible partout, et aux sommets on entend le retentissement du bruit laryngo-trachéal. Le miroir laryngien détermine un accès de suffocation qui rend toute exploration impossible dans les premiers jours ; mais, peu à peu la malade s'y habitue, et on finit par constater que les lèvres de la glotte sont irrégulières et ne présentent dans les inspirations qu'un orifice linéaire, sinueux, assez étroit. M. Krishaber qui voit la malade à la fin de mars, diagnostique des végétations au niveau de la glotte et propose de les cautériser avec le galvano-cautère quand on aura pu suffisamment habituer la malade à supporter le laryngoscope.

Traitement. — Iodure de potassium à la dose de 4 grammes par jour. Aucune amélioration ne survient et les accès de suffocation deviennent de plus en plus fréquents et menaçants. On craint de voir succomber la malade à l'un de ces spasmes glottiques, et la trachéotomie est décidée.

Le 3 avril. — M. Després pratique l'opération et sectionne les trois ou quatre premiers anneaux de la trachée. La canule est introduite avec assez de difficulté sans le dilatateur. Des veines thyroïdiennes importantes donnent une quantité notable de sang qui a pénétré en partie dans les voies aériennes et a déterminé pendant quelques minutes des accidents de suffocation. La respiration se rétablit bientôt.

L'hémorrhagie veineuse est combattue par la compression appliquée au moyen d'un spica double des épaules. La nuit a été assez bonne ainsi que la journée du lendemain.

5 avril. — La malade se plaint de douleurs vives à la face interne du bras droit, vers la partie supérieure du biceps. On les attribue à la compression exercée par le spica qui a été retiré la veille.

8 avril. — Les douleurs du bras ont persisté. Il y a en outre une tuméfaction profonde, phlegmoneuse, paraissant siéger dans le corps charnu du biceps. Dix sangsues sur ce point. La plaie trachéale va bien. La respiration se fait sans difficulté; catarrhe bronchique assez abondant.

9 avril. — La tuméfaction du bras a diminué mais l'état général s'aggrave. En outre, la malade se plaint d'une douleur très vive, fixe au niveau du rebord des cartilages costaux à gauche. Un peu de rougeur sur ce point.

13 avril. — La respiration devient de plus en plus difficile ; fièvre vive.

14 avril. — La malade peut à peine expectorer les mucosités bronchiques abondantes et visqueuses qui l'asphyxient.

15 avril. — Mort à neuf heures du matin.

Autopsie. Larynx. — Les seules lésions qu'il présente sont un épaississement des cordes vocales inférieures qui forment un bourrelet assez volumineux, mais ne sont ni ulcérées ni à bords inégaux. Immédiatement au-dessous des cordes vocales inférieures existent trois ou quatre végétations polypiformes rougeâtres, dont les deux plus volumineuses peuvent être comparées à un gros pois et sont situées l'une au niveau de la partie antérieure et inférieure de la corde vocale à droite, l'autre au niveau de la partie antérieure et supérieure de la corde vocale à gauche. Ces deux végétations légèrement pédiculées dépassent le bord libre de la corde vocale à laquelle elles répondent, et donnent à la glotte cet aspect sinueux observé au laryngoscope. La muqueuse trachéo-bronchique est rouge et recouverte de mucosités visqueuses et adhérentes.

Poumons. — Au sommet des deux poumons et à droite surtout,

existent un certain nombre de petites tumeurs arrondies, du volume
d'un gros pois à cautère, de couleur blanc jaune, entourées d'une zône
fibreuse, et environnées de tissu pulmonaire absolument sain, laissant
voir à leur centre des ouvertures de vaisseaux et de petites bronches
béantes. Certaines de ces tumeurs sont plus molles, plus caséeuses
que d'autres. Il y a même en un point une cavernule provenant de la
fonte d'un de ces néoplasmes. D'autres sont fermes, légèrement
opalines, translucides.

Ces tumeurs ne ressemblent pas à des tubercules caséeux par le fait
de leurs limites nettes, de l'intégrité complète du tissu pulmonaire à
leur pourtour, des petites bronches et des petits vaisseaux à leur centre. Elles n'ont pas non plus le caractère d'abcès métastatiques. A la
base du poumon gauche existe sous la plèvre une collection puriforme
mal limitée. Dans *le tissu cellulaire* de la paroi abdominale, au-de-
vant des cartilages des fausses côtes à droite et à gauche, où la malade
accusait de vives douleurs, on trouve deux petites collections puru-
lentes.

Au bras droit, on trouve une phlébite adhésive de l'humérale au
niveau du bord inférieur du grand pectoral. Ce caillot, très résistant,
présente à son extrémité supérieure un ramollissement puriforme. C'est
là le point de départ probable de la pyohémie. Entre ce point et la
base du cou, la veine axillaire et tout le système veineux, jusqu'à la
plaie trachéale, ne présentent aucune altération, le sang n'y est pas
coagulé et il n'est pas possible d'établir des relations entre la plaie
opératoire et la phlébite de l'humérale dont la cause échappe (1).

Nous ne dirons que quelques mots sur les productions
gommeuses sous-glottiques, elles se présentent avec des
caractères identiques à ceux qu'elles offrent dans les autres
régions, leur examen est seulement plus difficile ; elles se
développent de préférence sur le segment antérieur du car-

1. L'examen histologique fait par M. Malassez a montré la structure gommeuse des tumeurs pulmonaires.

tilage cricoïde ; dans cette variété de laryngite les troubles respiratoires sont toujours très marqués en raison du spasme des cordes vocales inférieures que leur présence occasionne. Souvent la voix est atteinte et l'aphonie peut être complète et cela d'une manière définitive alors qu'une gomme résorbée est remplacée par du tissu cicatriciel qui se rétracte, comme dans le cas suivant que nous avons observé dernièrement à la Pitié (1) dans le service de M. Lancereaux.

Observation I

C..., âgé de 41 ans, grand, robuste, né de parents bien portants, avait eu toujours lui-même une bonne santé, lorsque, en 1866, il a contracté un chancre suivi d'une éruption généralisée. Il fut traité pour cette affection à l'hôpital du Midi, où il fit un séjour de deux à trois mois. Il s'était bien porté depuis, jusqu'au mois de mars dernier, époque où il a commencé à tousser ; sa voix s'est enrouée ; en juin, il était presque aphone, la toux était alors suivie d'une expectoration abondante, teintée de sang mélangé au muco pus. En même temps, il s'est mis à maigrir progressivement et a perdu ses forces.

Le 20 juillet il entre à l'hôpital de la Pitié. Voici ce que montre l'examen : maigreur, atrophie des muscles, sécheresse de la peau. On constate l'existence d'une légère saillie osseuse au niveau de l'extrémité externe du sourcil droit. Le malade est aphone, il a de la dyspnée, sa respiration est gênée et bruyante. Le bruit laryngé de la respiration empêche d'apprécier à l'auscultation les modifications qu'a pu subir le bruit respiratoire. L'abdomen est légèrement météorisé, les veines abdominales sont un peu dilatées, il n'y a point d'ascite. Le

1. L'observation vient d'être publiée dans la Gazette des hôpitaux du 10 décembre.

malade est d'une très grande faiblesse générale, il a peu de sommeil.

On voit d'ici toute la difficulté d'établir un diagnostic au milieu de ces phénomènes complexes dont on ne possède pas encore la liaison.

Les jours suivants, la dilatation des veines sus-ombilicales s'accentue davantage ainsi que le météorisme ; on constate un très léger degré d'épanchement ascitique ; la palpation du foie fait reconnaître que son bord inférieur déborde de deux à trois travers de doigt environ le rebord des fausses côtes, tandis que sa limite supérieure s'élève à deux travers de doigt au-dessous du mamelon.

Il n'était plus possible de méconnaître une cirrhose hépatique. Mais à quelle espèce appartenait-elle ?

Du 4 au 9 août, il survient des épistaxis, le météorisme augmente. La tumeur de la région externe de l'orbite que l'on avait constatée le premier jour a augmenté de volume et s'est ramollie à son centre. Dès ce moment le diagnostic commençait à s'éclaircir. La tumeur sourcilière était évidemment une exostose syphilitique et aux signes énumérés ci-dessus, il devenait de plus en plus évident que l'on avait affaire à une cirrhose syphilitique.

A partir de ce moment, M. Lancereaux prescrit l'iodure de potassium à la dose de 1 gramme 50 qu'on élève jusqu'à 3 grammes, puis, frictions mercurielles.

Au moment où est instituée cette médication, le 14 septembre, l'abdomen avait acquis déjà un volume considérable, bien qu'il parût y avoir très peu de liquide épanché, dilatation des veines sus-ombilicales, œdème des pieds et des bourses.

Testicules sains. Expectoration moins abondante que dans les premiers temps. Toujours peu de signes physiques à l'auscultation. La sonorité à la percussion est presque normale. Du 27 au 30 septembre l'exostose se résorbe, les phénomènes signalés disparaissent en partie, la voix revient presque normale.

Du 12 au 26 octobre. — Nouvelles hémoptysies.

Le 6 novembre. — Une nouvelle série de phénomènes se manifeste. Délire, perte de l'intelligence, les troubles vont en s'aggravant.

Le 12 novembre. — On supprime l'iodure de potassium qu'on remplace par 20 centigrames de calomel en dix doses.

Le 27. — Mort dans le coma.

Autopsie. — Légère saillie osseuse sur le tibia gauche avec épaississement du périoste (exostose). La voûte du crâne est épaissie aux dépens de la table externe, épaississement plus prononcé au niveau de l'exostose frontale constatée pendant la vie. La dure-mère, à peu près normale, se détache facilement du crâne, excepté au niveau de l'extrémité antérieure des deux lobes frontaux où elle est adhérente et présente des nodosités saillantes, jaunâtres, disposées symétriquement. En détachant cette portion altérée de la dure-mère, on trouve au-dessous une altération de la substance cérébrale des lobes frontaux qui présente de petites nodosités symétriques du volume de petits pois, d'une coloration jaunâtre. Dans le reste du cerveau, la substance nerveuse est partout un peu ramollie. Les vaisseaux cérébraux paraissent normaux. Le cervelet, la protubérance et le bulbe sont sains. La bouche et le pharynx ne présentent rien de particulier.

Le larynx est sain dans sa portion sus-glottique, mais au-dessous des cordes vocales inférieures, il est le siége d'une lésion considérable. Il y existe un rétrécissement très notable constitué par l'épaississement de la muqueuse et du tissu cellulo-fibreux sous-jacent ; il forme une bride, comme un demi-diaphragme résistant, faisant saillie dans la cavité laryngienne. La trachée presente quelques érosions de la muqueuse. Les bronches offrent une altération douteuse ; elles sont dilatées, indurées par places ; cependant on n'y constate rien de bien caractéristique. Il n'y a point de tubercules dans les poumons, mais on y trouve ça et là quelques petites lésions disséminées, entre autres une induration au sommet droit produite par la sclérose du tissu pulmonaire, au milieu de laquelle les bronches paraissent dilatées et obstruées par un mucus sanguinolent ; ce qui donne l'explication de l'expectoration sanguinolente qui a eu lieu dans les derniers temps.

Les ganglions bronchiques et post-sternaux sont volumineux, fermes ; à l'incision ils présentent une teinte vineuse. Le cœur, d'un volume normal, présente quelques végétations papilliformes au niveau des valvules, mitrales et aortiques, celles-ci d'ailleurs intactes. Le myocarde est sain.

C'est dans le foie surtout que l'on trouve l'altération la plus importante. Le foie, du poids de 1 kilogr.950, est adhérent au diaphragme par des brides fibreuses anciennes, multiples, organisées. Son volume est légèrement augmenté, son bord est irrégulier; à l'union de son tiers droit avec les deux tiers gauches, il existe une languette qui déborde de 2 centimètres. La surface inégale, lobulée, présente des bosselures de divers volumes, constituant comme autant d'ilôts, séparés les uns des autres par des parties déprimées en forme de sillons ou de gouttières, qui lui donnent l'aspect que présente le rein chez les jeunes veaux. Des sections pratiquées au niveau de ces dépressions font voir des bandes fibreuses et de petits nodules jaunâtres, traces de gommes qui ont été résorbées, et de nombreuses cicatrices étoilées. La rate est très volumineuse, sa surface est lisse, sa capsule opaque; son tissu crépitant, serré, congestionné.

Les reins n'offrent rien de particulier si ce n'est que la capsule s'en détache un peu difficilement. La prostate et le vessie sont à l'état normal.

Les testicules ne présentent pas d'altérations bien appréciables. On constate seulement un certain degré d'épaississement des cloisons dans le testicule gauche.

Les ganglions inguinaux et lombaires sont volumineux, d'une coloration vineuse à l'extérieur, un peu blanchâtre vers le centre.

§ 2. — *Des chondro-périchondrites syphilitiques.*

Dans les laryngites tertiaires, les cartilages ne sont pas seulement susceptibles de s'enflammer d'une façon secondaire, c'est-à-dire consécutivement à l'ulcération et à la fonte purulente d'une gomme de la muqueuse; quoique ces cas paraissent les plus fréquents, il en est d'autres assurément, comme le premier des cas que nous rapportons, dans lesquels il semble incontestable d'admettre que même en l'absence de toute tumeur, le périchondre s'est enflammé primitivement.

Il n'y a qu'une seule manière d'expliquer la pathogénie des abcès tertiaires du larynx ; on ne peut pas les considérer comme des abcès aigus sous-périchondiques ; il est bien plus probable qne leur cause réside dans une néoformation de tissu conjonctif se faisant entre le périchondre et le cartilage, néoformation conjonctive constante et caractéristique de la syphilis tertiaire. Lorsque ces éléments ne sont pas résorbés, ils s'infiltrent souvent de sels calcaires, de sorte qu'on trouve parfois à l'autopsie des pétrifications plus ou moins étendues des cartilages. Ces faits, du reste, ont été signalés depuis bien longtemps : Hawkins parle de ces calcifications que l'on trouve chez les hommes jeunes encore et qui sont produites par la syphilis. Trousseau et Belloc les décrivent longuement et donnent même des planches qui les représentent. Il est bien entendu qu'il n'y a rien dans ces productions qui rappelle la structure du tissu osseux, il se produit là un simple phénomène d'encroûtement, les cellules et les canaux n'ont jamais été rencontrés.

Cette modification survenue dans l'état des cartilages a pour premier effet d'entraver profondément leur nutrition. Ces parties étant mal nourries, se nécrosent, et alors deviennent de véritables corps étrangers dont l'organisme cherche à se débarrasser par une suppuration abondante ; parfois, la muqueuse se perfore, permettant au pus de se répandre au dehors, mais souvent ne trouvant pas d'issue,

ce pus décolle les tissus et peut même aller dans le cou produire des abcès par congestion.

Les *symptômes fonctionnels* varient, cela se conçoit, avec
le siège du mal ; dans tous les cas, c'est pendant le stade
d'élimination du séquestre qu'ils présentent le plus d'intensité. Il y a presque toujours des troubles plus ou moins
considérables de la respiration, car il faut bien savoir qué
même la périchondrite de la partie antérieure du cricoïde
peut s'accompagner de spasme de la glotte. Ce spasme ne
doit pas être confondu avec les crises de spasme essentiel
qui est intermittent alors que celui-là se montre d'une manière continue.

Ce que nous avons dit plus haut est suffisant quant à ce
qui a trait à la marche des périchondrites syphilitiques.
Leur durée est souvent fort longue et subordonnée au
temps nécessaire à l'élimination des séquestres. Leur terminaison se fait de diverses façons ; dans les cas heureux,
le cartilage ou bien s'exfolie et s'élimine peu à peu, ou
bien la partie nécrosée est détachée en bloc comme dans le
cas cité par Franck (1) : « *Æger Hunteri per plures*
« *menses sanguinem et pus rejiciebut ac pro phthisico*
« *habitus fuit, convaluit rejecta cartilagine cricoïdea.* »
Malheureusement, ce fragment de cartilage peut tomber
dans la glotte, comme dans l'observation II et causer la
mort immédiate.

Au surplus, la périchondrite syphilitique est peut-être
de toutes les manifestations tertiaires du larynx, celle
qui est la plus grave ou du moins celle dont le pronostic

---

1. *Praxœos med.* t. VI, p. 199.

doit être le plus réservé, car on a vu des morts par infec-
tion putride, et du reste, même dans les cas tout à fait heureux, le tissu de cicatrice qui tend à combler la perte de
substance, se rétracte plus tard peu à peu, et l'on peut re-
douter avec raison, pour l'avenir, un obstacle mécanique
à l'entrée de l'air.

OBSERVATION I

Abcès du larynx, périchondrite syphilitique (1).

Françoise C..., âgée de 46 ans, blanchisseuse, est entrée le 2 mai
1873 à l'hôpital Necker, salle Sainte-Thérèse, 16 (service de M. La-
boulbène).

La malade est entrée dans l'après-midi. Elle ne peut donner que
très peu de renseignements sur le début de sa maladie, car elle est en
proie à une dyspnée intense.

Elle a toujours joui d'une santé assez bonne jusqu'au commencement de cette année. Elle n'était pas sujette à s'enrhumer, pas d'ha-
bitudes alcooliques. Aucun renseignement sur les antécédents héré-
ditaires.

Elle a des enfants bien portants. Elle n'est plus réglée depuis deux
ans ; au commencement de l'année elle a éprouvé des picotements dans
la gorge, mais pas de suffocation. Elle toussait seulement, puis elle
dit qu'elle s'est affaiblie graduellement, sans avoir jamais d'état caractérisé. Elle a eu à différentes reprises des douleurs dans la poitrine et
de petits mouvements de fièvre. Il y a quatre semaines environ, elle a
perdu la voix.

État actuel. — L'aspect général de la malade donne l'idée d'une
asphyxie lente. Elle est dans le décubitus dorsal, ne fait pas de

1. M. Faure. *Bull. de la Soc. anat.* 2e série, tom. 13, p. 352.

grands efforts de respiration, ne tousse pas quand elle reste calme.

Les extrêmités sont assez froides, mais il n'y a là rien de bien prononcé. La peau est presque partout d'une légère coloration vineuse ou violacée; les lèvres sont violacées; les conjonctives sont décolorées, les yeux sont brillants, la pupille paraît dans un état moyen de dilatation.

Les mouvements et la sensibilité ne sont altérés en aucun point. Aucun œdème.

Nous avons dit que la peau avait une température plutôt au-dessous de la normale.

Le pouls bat régulièrement à 80. Les respirations, chose remarquable, ne sont pas, quand la malade reste calme, d'une grande fréquence, il y en a environ trente par minute.

A quoi attribuer cette asphyxie? au larynx, à la trachée ou aux poumons? La percussion du thorax ne donne que des renseignements très confus, parce que la malade, dès qu'elle se met sur son séant, tousse par secousses très violentes et ne peut, en somme, rester dans aucune autre situation que le décubitus dorsal.

Il semble cependant y avoir un peu de matité et surtout de la résistance au doigt vers la base de la poitrine, en arrière et des deux côtés.

Les vibrations thoraciques ne peuvent être interrogées, puisque comme nous l'allons voir, la malade ne parle pas.

L'auscultation, très difficile à pratiquer, donne en arrière aux deux sommets et à la partie moyenne, une sorte de ronflement qui est évidemment produit dans le larynx ou la trachée; on sent qu'il ne se forme pas sous l'oreille. On n'entend rien qui puisse caractériser une affection pulmonaire. Non pas qu'il y ait évidemment rien; il est manifeste que le ronflement signalé plus haut couvrirait tout phénomène stéthoscopique produit dans la cage thoracique. En avant, c'est la même chose; le bruit est même plus intense, il couvre complètement tout bruit cardiaque.

L'inspection de la poitrine faite avec le plus grand soin, l'examen attentif des espaces intercostaux dans l'inspiration et l'expiration ne donnent aucun renseignement.

En somme, considérant l'absence de fièvre, il nous semble que s'il y a quelque chose de pulmonaire, certainement cela ne constitue pas toute la maladie.

Nous éliminons complètement toute idée d'épanchement parce que la matité n'est pas nette, parce que le bruit laryngo-trachéal s'entend de même dans toute la hauteur des poumons, parce qu'il n'y a ni déplacement du cœur, ni déplacement du foie, parce que les parois thoraciques participent normalement aux mouvements respiratoires, et parce que la toux n'a pas les caractères qu'elle prend dans le cas d'épanchement.

La pneumonie, tels que sont les caractères physiques, nous paraîtrait possible s'il y avait de la fièvre, mais il n'y a ni fièvre ni expectoration, enfin cette femme est malade depuis bien longtemps.

Trachée. — Aucune douleur à la pression, sur son trajet, l'auscultation donne une sorte de ronflement égal pendant l'inspiration et l'expiration. Ce ronflement vient du larynx ; on l'entend, en effet, se former pour ainsi dire en auscultant les côtés du cartilage thyroïde. C'est un bruit presque continu, car il n'y a pour ainsi dire pas de rémission entre les mouvements respiratoires. Il ne change pas de caractère d'un temps à l'autre de la respiration ; son timbre est régulier, soutenu. On n'entend pas de bruit de flottement, de drapeau, c'est un bruit constamment égal à lui-même, et qu'on pourrait plutôt rapprocher du souffle tubaire, que de tout autre bruit. Il est très intense, on l'entend à une grande distance de la malade.

La malade est complètement aphone. Elle ne peut qu'articuler les mots ; il lui est impossible de produire un son. Elle peut, entre les secousses de toux qui la prennent rapidement, causer sans que le timbre de sa voix change ; il n'y a pas du tout de ces faussements de voix qu'on remarque chez des gens qui ont une autre affection des cordes vocales, de nature à changer la densité ou les mouvements de ces voiles membraneux. De plus la pression sur le larynx pratiquée d'avant en arrière ou latéralement, détermine une vive douleur. Il en est de même du passage des aliments. Dans l'acomplissement du second temps de la déglutition, presque toujours, la malade éprouve une angoisse très vive et rejette ses aliments avec une telle violence, qu'ils passent également par le nez et la bouche.

Il est impossible de pratiquer aucun examen laryngoscopique, l'examen avec le doigt ne donne pas grand résultat. Il semble qu'on arrive sur une surface un peu rugueuse, mais c'est loin d'être net.

Pas de ganglions dans la région carotidienne, un seul, du côté droit, paraît un peu douloureux. Il est évident qu'on se trouve en face d'une lésion du larynx, mais laquelle?

La façon dont l'aphonie est survenue, la façon dont la voix est altérée, dont la respiration s'effectue, le toucher enfin, détruisent tout diagnostic d'œdème des replis aryténo-épiglottiques, y a-t-il une ulcération du dessous des replis aryténo-épiglottiques ou un rétrécissement de la glotte?

La forme de la respiration, la façon continue dont elle est altérée, nous font pencher plutôt vers un rétrécissement de la glotte, avec probablement une lésion pulmonaire, car il nous semble qu'une dyspnée causée par un rétrécissement de la glotte s'accompagnerait d'un appareil plus spasmodique. La lésion pulmonaire, au contraire, peut en rétrécissant le champ respiratoire, causer une sorte d'asphyxie intérieure qui s'accommoderait davantage avec l'aspect de la malade, mais cette lésion ne peut être appréciée ni caractérisée.

A quoi rattacher la lésion laryngée? Les antécédents de la malade, le début, etc., nous portent peu à penser à une affection tuberculeuse. L'existence de ganglions sous l'occiput, une alopécie marquée, nous autorisent presque à penser à de la syphilis, que la malade n'avoue pas ; mais on ne peut insister beaucoup à cause de l'état de dépression dans lequel elle est.

Nous pensons à un rétrécissement de la glotte déterminé par des rétractions cicatricielles.

Rien dans les urines.

3. — Même état que la veille ; n'a presque pas dormi, n'a pu prendre aucun aliment.

5. — Vésicatoire sur la région thyroïdienne, 2 grammes d'iodure de potassium. Mieux dans la journée. Six heures du soir, se trouve

mieux. Huit heures du soir, mort sans secousses, sans qu'on ait eu le temps de prévenir l'interne de garde, en vue d'une trachéotomie.

Autopsie le 7 mai. — L'aspect du cadavre ne présente rien à signaler. Rien à signaler dans l'abdomen que quelques plaques blanchâtres sur la surface convexe du foie. Nous ne reviendrons pas sur la nature de ces taches qu'il a été impossible de déterminer.

Ouverture de la poitrine. — Pas d'épanchement dans les plèvres. Quelques ecchymoses sur la séreuse pariétale. Tronc brachiocéphalique veineux gorgé de sang, pas de liquide dans le péricarde.

Coloration intérieure des *poumons* normale en avant et en arrière. Vers la base, coloration grisâtre avec des points d'un blanc jaunâtre, donnant à la surface pulmonaire une vague ressemblance avec du fromage de Roquefort. Cet aspect devient plus uniforme à mesure qu'on se rapproche davantage de la base. Vers la partie moyenne du poumon, au contraire, il est facile de voir que les altérations sont disséminées et éloignées les unes des autres par des couches de tissu pulmonaire normal. En outre, vers les sommets quelques rares ecchymoses qu'on retrouve plus nombreuses sous la séreuse interlobaire. Les parties du poumon qui sont ainsi altérées donnent à la pression une résistance assez forte comparable à celle de l'hépatisation et ne s'affaissent pas comme le reste du poumon. Elles ne sont pas insufflables. Elles gagnent le fond du vase quand on les a bien isolées du tissu normal ; quand on n'a pas pris ce soin, les morceaux de poumon surnagent à fleur d'eau. Il n'y a pas par conséquent une très grande différence de densité entre le tissu normal et le tissu noir.

Le poumon ainsi altéré ne se déchire pas facilement comme dans l'hépatisation grise. Il est résistant, la coupe est lisse : assez sèche. Par le râclage ou par la pression elle donne une quantité médiocre de sérosité spumeuse. Les petites ramifications bronchiques vasculaires restent béantes.

L'aspect général de la coupe est uniformément grisâtre, à part quelques points jaunes peu étendus. Il n'en est pas de même des noyaux isolés, signalés vers la partie moyenne des poumons. Un de ces noyaux, gros comme une petite noix, est situé sous la plèvre, fait légèrement saillir la séreuse qui présente à ce niveau un exsudat branchâtre épais, de un quart de millimètre à peu près, facile à dissocier. Sous cet exsudat, la plèvre est légèrement dépolie. Sur un fond d'un rouge vineux, se voient des plaques d'un blanc jaunâtre ou bleuâtre d'un millimètre environ ; le doigt, pressant sur cette surface perçoit des résistances inégales. Après une dissection attentive, il ne semble pas possible de séparer cette masse des lobules voisins. Il n'y a pas de limites distinctes.

Une tranche mince de ce noyau induré montre les cloisons interalvéolaires doublées et même triplées d'épaisseur. Les faisceaux conjonctifs qui les composent sont séparés par une grande quantité de noyaux et d'éléments fusiformes moins abondants que les noyaux. La cavité alvéolaire paraît comblée par des cellules épithéliales altérées, quelques-unes pavimenteuses, d'autres rondes, ces dernières en voie de dégénérescence granulo-graisseuse. Enfin des points plus étendus ne présentent que des granulations ou des gouttes graisseuses sans forme déterminée. En somme, l'altération du poumon semble être de la pneumonie syphilitique.

Les ganglions bronchiques ne présentent rien de particulier.

Le cœur, un peu volumineux, contient du côté droit des caillots cruoriques volumineux, mollasses et très diffluents dans le ventricule. Rien dans les *bronches* ; le *corps thyroïde* est très volumineux, à peu près deux fois son volume normal. Il est kystique ; la lésion n'a rien de bien notable, les nerfs récurrents ne sont pas comprimés.

Larynx. — Les *deux replis aryténo-épiglottiques* sont plus volumineux qu'à l'état normal ; le gauche a conservé en avant ses proportions habituelles. En arrière il est un peu gros ; le repli du côté droit est au moins double du volume habituel dans toute son étendue.

La *muqueuse* a sa coloration normale excepté en deux points, l'un répondant au sommet du cartilage de Santorini, l'autre sur le bord du repli, un peu en avant de sa partie moyenne ; ces deux points sont blanchâtres, comme si la muqueuse se couvrait de pus.

Les *ventricules* sont libres en avant et en arrière ; celui du côté droit est presque comblé par une saillie de la muqueuse, saillie qui se

continue jusqu'au côté gauche en comblant presque la glotte cartilagi-
neuse.

En séparant la muqueuse des tissus sous-jacents, on arrive, en suivant le trajet du nerf laryngé supérieur sur une collection purulente
qui remplit le ligament aryténo-épiglottique. La cavité s'étend en
avant jusqu'auprès de la base de l'épiglotte. En arrière, elle s'étale
autour du cartilage aryténoïde qui est complétement disséqué par le pus
jusqu'à un millimètre à peu près de sa base ; puis, se coudant à angle
droit, la cavité purulente sépare les muscles aryténoïdiens, de la muqueuse qui les recouvre en avant. C'est à ce moment qu'elle produit
cette saillie signalée dans la glotte. Elle ne s'arrête que tout près du
cartilage aryténoïdien postérieur, au point le plus saillant de la
collection purulente. Dans la glotte, la muqueuse est tellement amin-
cie, qu'en l'explorant très légèrement avec l'extrémité mousse d'un
stylet, elle déchire.

Le *cartilage aryténoïde droit* est dépouillé de son périchondre dans
au moins les deux tiers de sa surface : en ces points, son contact est
légèrement rugueux.

« Ces lésions rendent parfaitement compte des lésions observées
pendant la vie. Les lésions pulmonaires et laryngées expliquent
l'asphyxie lente ; et l'état du larynx plus spécialement légitime l'aphonie,
la gêne et la douleur de la déglutition ainsi que les signes stéthoscopiques perçus.

« Leur point de départ semble être syphilitique, c'est au moins très
probable pour le poumon.

« Cela semble également probable pour le larynx, dans lequel on ne
peut admettre qu'une périchondrite pour lésion initiale. Considérant
l'intégrité de l'articulation crico-aryténoïdienne restée parfaitement
normale et les lésions du cartilage, qui, altéré à sa surface, présente au
niveau de son décollement un état granulo-graisseux des chondroplastes
qui disparaît à mesure qu'on l'étudie plus profondément, on est porté
à rattacher ces lésions à une affection non primitive, mais consécutive
à la périchondrite (Faure). »

Observation II (1).

Périchondrite syphilitique. — Mort par un fragment de cartilage
tombé dans la glotte.

La malade âgée de 34 ans, entrée le 21 juillet à la Charité, dans
le service de M. Briquet, avait depuis deux jours la respiration très
pénible, l'inspiration sifflante, et au moment de son arrivée à l'hôpital,
la suffocation était assez imminente pour qu'on se tînt prêt à faire la
trachéotomie. Les accidents ayant diminué dans la journée, l'opération
fut différée. Les accidents du larynx remontaient à plusieurs mois, et
l'on constatait à droite de l'épiglotte, une ulcération à rebords indurés
et un gonflement du repli ary-épiglottique de ce côté. Une exostose
au devant du sternum confirmait la nature syphilitique de ces altérations.

Les accidents d'œdème de la glotte semblaient moins urgents depuis
deux ou trois jours, lorsque tout à coup, dans la nuit du sixième jour
qui suivit son entrée, la malade fut prise d'une suffocation si rapidement mortelle, qu'on n'eut pas le temps de lui porter secours. M. Briquet
supposa qu'ici, comme dans un cas analogue dont il avait été témoin,
un débris de cartilage nécrosé avait pu tomber dans l'ouverture de la
glotte et l'obstruer assez complètement pour produire cette asphyxie
si rapide.

L'autopsie vint confirmer cette prévision. Le cartilage aryténoïde
droit, complètement luxé, était tombé dans la glotte et l'obturait.
L'articulation crico-aryténoïdienne remplie, de pus, s'ouvrait dans une
large ulcération ; les cartilages voisins étaient dénudés.

1. Labbé. *Bull. de la soc. anat.* 2ᵉ série, t. 2, p. 210.

Observation III (1).

Mort par infection putride.

J..., âgé de 30 ans, tonnelier, entré le 7 décembre 1875 à l'hôpital Beaujon, dans le service de M. le Dʳ Matice, suppléé par le Dʳ Lépine.

Cet homme, qui est d'une très forte constitution et d'une stature herculéenne, prétend n'avoir jamais eu de maladie. Il porte au côté droit du front, à demi cachée par les cheveux, une tumeur molle, du volume d'un marron, dont il ne sait préciser l'origine : pas d'autres lésions visibles ailleurs ; pas d'engorgement ganglionnaire ; pas de cicatrices à la verge. Il nie avoir eu la syphilis. D'après son récit, sa maladie actuelle remonte à quatre mois seulement. Il aurait eu au début, de la toux et une douleur à la partie antérieure de la poitrine. Il y a un mois et demi, la voix commença à être enrouée, puis, progressivement elle s'est éteinte. Il a y quinze jours seulement, a débuté de l'oppression qui a été en augmentant de jour en jour et pour laquelle il s'est décidé à entrer à l'hôpital.

Pendant les premiers jours, on note une légère dysphonie et une dyspnée constante, sans intermittences, avec un peu de cornage. Les jours suivants, le cornage a augmenté, au point qu'on l'entendrait d'une extrémité de la salle à l'autre. La dyspnée était plus accusée pendant la nuit. Apyrexie complète ; face un peu pâle, non cyanosée ; pas d'injection des yeux.

Au lit, le malade était dans le décubitus horizontal, il n'a jamais présenté d'orthopnée véritable. Cependant, dans la nuit du 16 au 17, l'oppression est devenue tellement inquiétante, qu'on a failli lui pratiquer la trachéotomie. Le 17 au soir, celle-ci a été jugée indispensable, vu les progrès de la dyspnée.

1. Krishaber et Lépine, *Ann. des mal. de l'or. et du larynx* t. 2, p. 37.

A ce moment, les mouvements respiratoires dépassent 40 par minute. L'inspiration est brusque, l'expiration facile. On ne constate absolument rien d'anormal au pharynx. A l'examen laryngoscopique, pratiqué le 17 par le Dr Krishaber, on trouve une légère hyperémie de la portion sus-glottique du larynx, notamment des cordes vocales supérieures. Les cordes vocales inférieures, de couleur blanche, s'écartent extrêmement peu à chaque inspiration, mais autant d'un côté que de l'autre ; on ne peut voir, vu le défaut d'écartement des cordes vocales, la portion sous-glottique du larynx. Il s'agit donc ici essentiellement d'un *spasme continu* de la glotte.

La palpation du cou ne révèle rien de particulier et ne provoque aucune douleur.

La trachéotomie faite aussitôt ne présente rien de spécial. Pas d'hémorrhagie.

Le lendemain 18, l'état général était bon ; le surlendemain 19, le malade a commencé à avoir le teint plombé ; la plaie exhale une odeur *infecte* ; le canule d'argent noircit dans toute son étendue et a une tendance à se boucher par du mucus concret.

Le 20. — Il s'est développé à la commissure labiale droite deux petits groupes de vésicules d'herpès ; l'état général devient de plus en plus mauvais ; l'odeur qui s'exhale de la plaie est infecte. Pas d'oppression ; le malade respire bien par la canule. Pouls à 112. Pansement à l'acide phénique.

21 et 22. — Même état.

23. — On retire la canule pour la première fois, le malade respire bien par la plaie. Celle-ci donne issue à des mucosités un peu sanguinolentes et d'une odeur fétide. Pendant le lavage de la plaie, le malade a un accès d'oppression. État général plus mauvais.

Mort dans la nuit à la suite d'un accès de dyspnée.

Autopsie. — La dissection de la partie antérieure du cou ne montre aucune trace de phlegmon. Le pharynx ne présente rien d'anormal.

Le larynx et la trachée retirés du cadavre et fendus par la partie postérieure, on constate à la partie postérieure du larynx, au niveau des cartilages aryténoïdes, un certain degré d'œdème de la muqueuse. Les cordes vocales supérieures et inférieures sont à l'état normal à gauche ; à droite, la corde vocale supérieure étant tuméfiée, l'entrée du ventricule est quelque peu masquée.

Au-dessous des cordes vocales inférieures, la muqueuse est rouge ; en arrière, à environ un centimètre, se trouve la limite supérieure d'une excavation profonde, grisâtre, occupant les deux tiers d'un cercle correspondant à l'anneau du cricoïde, remplie par un gros séquestre ossifié en partie. Cette cavité anfractueuse est en partie recouverte par un lambeau de muqueuse en voie de mortification. Ses dimensions précises sont de deux centimètres de hauteur et de un centimètre et demi de profondeur maxima. C'est à droite qu'elle est le plus profonde. Cette excavation est limitée en dehors par une lame non ossifiée du cartilage cricoïde d'environ trois millimètres d'épaisseur ; dans le reste de son étendue, elle est entourée par les tissus sous-jacents à la muqueuse sous-glottique.

Le séquestre a été divisé sur la ligne médiane par la section du larynx en arrière. La moitié droite qui est la plus considérable et de forme irrégulière, s'enlève facilement ; son plus grand diamètre est de deux centimètres, son plus petit d'un centimètre. A gauche, le séquestre ne peut être enlevé.

La plaie de la trachéotomie remonte presque au niveau de l'extrémité inférieure de la lésion ; elle occupe exactement la ligne médiane. Au-dessous, on remarque une ulcération de la muqueuse produite par l'extrémité inférieure de la canule.

A la partie postéro-latérale de la bronche droite, se voit une dépression cicatricielle à direction à peu près transversale et d'un centimètre d'étendue. A la coupe, on remarque qu'un anneau a été détruit et que les trois anneaux sous-jacents sont refoulés ; ils chevauchent et forment une sorte de faisceau. Les poumons sont congestionnés, mais ils crépitent partout.

Le cœur, du volume ordinaire, renferme dans ses cavités droites quelques caillots fibrino-globulaires ; le ventricule gauche ne renferme pas de caillots, les parois ont leur épaisseur ordinaire.

Rien d'anormal dans les autres organes, rien aux tibias ; ganglions non augmentés de volume. Incisée, la tumeur du front présente tous les caractères d'une gomme; elle n'intéresse pas le frontal, la voûte du crâne est d'épaisseur normale.

§ 3. — *Traitement des laryngites tertiaires.*

D'après ce court exposé des manifestations syphilitiques tertiaires du larynx, nous voyons que dans cette même période on peut se trouver en présence de cas d'une gravité bien différente, gravité non-seulement en rapport avec le siége mais encore avec l'époque à laquelle on observe le produit gommeux. Pendant sa période d'accroissement, tous les troubles résultent, en effet, d'une gêne mécanique relative au volume de la tumeur ; dans la seconde phase de son évolution, la laryngite gommeuse a pour conséquence des symptômes fonctionnels causés surtout par l'inflammation éliminatrice qui se propage et s'étend à une distance plus ou moins grande du foyer.

Le traitement des affections syphilitiques tertiaires du larynx ne diffère pas du traitement habituel de cette maladie. On combattra les accidents par le mercure et l'iodure de potassium, en se rappelant que leur indication est surtout pressante dès le début de la formation gommeuse, et que c'est surtout à ce moment qu'on pourra souvent obtenir des résultats sur lesquels on n'aurait jamais cru devoir compter. En effet, sous l'influence d'une médication énergique, on voit ordinairement la marche des tumeurs soudainement enrayée, ces dernières restant parfois longtemps stationnaires, parfois disparaissant presque à vue d'œil. Les doses de ces médicaments varient suivant une foule de conditions, d'âge, de tempérament, etc., dont il faut nécessairement tenir compte ; quant à leur mode d'administration, nous croyons qu'il y a avantage à remplacer le sirop de Gibert souvent prescrit, et en général mal supporté par l'estomac, par des frictions mercurielles et l'iodure de potassium en potion.

Lorsque les gommes sont ulcérées, quoique les résultats soient assurément bien moins satisfaisants qu'au début, il y a lieu encore d'avoir recours à la même médication pour diminuer l'intensité de l'inflammation éliminatrice et aider à la résorption des parties non encore dégénérées.

Dans les cas de périchondrite syphilitique, le traitement spécifique, s'il était possible de l'instituer dès le début, pourrait aussi rendre de grands services ; mais quand il s'est formé une collection purulente, que le pus commence à décoller les tissus, la première indication à remplir serait de lui fournir une issue, ce qui l'empêcherait de fuser au loin et de produire des désordres souvent considérables ; or, on n'a malheureusement que bien peu de renseignements sur l'existence et le siège de l'abcès, qui ne devient évident que lorsque le pus s'est frayé spontanément une voie au dehors. Néanmoins, même à ce moment il est encore bon, pour les mêmes raisons que précédemment, de faire prendre au malade un peu d'iodure de potassium ; on pourra alors y joindre avec avantage des pulvérisations d'eau phéniquée et une médication tonique dont le quinquina sera la base, aidée d'une alimentation substantielle qui permettra au malade de pouvoir faire les frais de la suppuration.

Malheureusement, il est des cas où la maladie prend des allures encore plus graves, les tumeurs progressent rapidement, obturént l'orifice supérieur du larynx, et la *trachéotomie* devient urgente. Nous n'avons pas ici à discuter ses indications. La trachéotomie est une opération d'urgence qu'il ne faut pas hésiter à pratiquer alors que le malade en menace d'asphyxie a déjà eu des accès de suffocation, et peut être emporté d'une manière presque soudaine. Mais il faut bien savoir qu'il est des cas où la trachéotomie est impuissante à prévenir une mort rapide ; les conclusions du travail si intéressant de M. U. Trélat doivent toujours rester dans notre mémoire. Bien des fois il n'y a pas un obstacle unique au niveau du larynx, souvent la trachée ou les bronches mêmes sont le siège de rétrécissements cicatriciels qui s'opposent à l'entrée suffisante de l'air. Alors donc qu'on sera appelé à pratiquer la trachéotomie, on pourra s'éviter de cruelles déceptions en se rappelant la possibilité de faits de ce genre.

CONCLUSIONS.

1° La syphilis se comporte dans le larynx comme dans tous les autres départements de l'organisme.

2° *La syphilis laryngée secondaire* comprend deux phases : la première correspond à la laryngite érythémateuse, la seconde à la laryngite papulo-érosive (plaques muqueuses du larynx). Ces deux variétés de laryngites sont ordinairement peu graves et ont une tendance naturelle à la guérison.

3° *Entre la période secondaire et la période tertiaire* on observe des hypertrophies généralisées du larynx, hypertrophies encore mal définies anatomiquement, qui produisent souvent des troubles fonctionnels graves, généralement amendés par l'iodure de potassium.

4° *La syphilis laryngée tertiaire* est caractérisée anatomiquement par la production gommeuse soit superficielle (laryngite gommeuse proprement dite), soit profonde (chondro-perichondrites). Les laryngites de cette période sont graves, non seulement par les troubles fonctionnels immé-

diats qu'elles provoquent, mais encore par leurs conséquences futures (rétrécissements). Leur traitement par
excellence ne diffère en rien du traitement habituel des syphilides tertiaires. Les résultats produits par la médication
par le mercure et l'iodure de potassium seront d'autant plus
satisfaisants que ces médicaments auront été administrés
plus près du début des accidents.